NOUVELLE

THÉRAPEUTIQUE

DE L'ACNÉ

DES FEUX DU VISAGE, BOUTONS, COUPEROSE, ETC.

Par le Docteur **FRANCISQUE GARNIER**

LAURÉAT DE L'ACADÉMIE DE MÉDECINE DE PARIS ET DE LA SOCIÉTÉ DE MÉDECINE DE LYON.

LETTRE

A MM. MAZADE ET DALOZ

PHARMACIENS A LYON

1878

NOUVELLE THÉRAPEUTIQUE

DE L'ACNÉ

DES FEUX DU VISAGE, BOUTONS, COUPEROSE, ETC.

Par le Docteur Francisque GARNIER

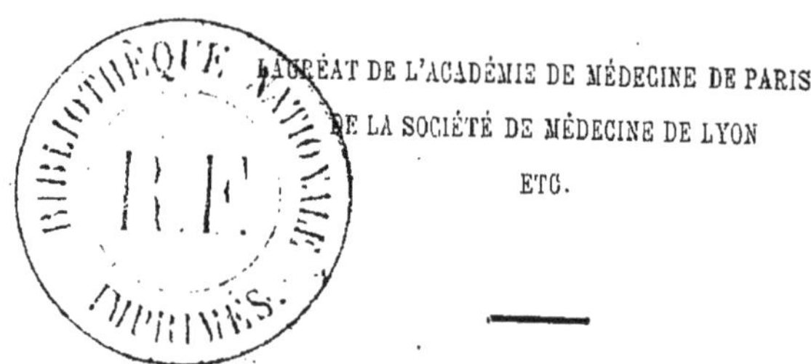

LAURÉAT DE L'ACADÉMIE DE MÉDECINE DE PARIS
DE LA SOCIÉTÉ DE MÉDECINE DE LYON
ETC.

LETTRE

A MM. MAZADE ET DALOZ

PHARMACIENS A LYON

1878

Messieurs MAZADE et DALOZ, *pharmaciens à Lyon.*

MESSIEURS,

Vous me demandez depuis longtemps, et cela avec beaucoup de raison, ma juste appréciation sur votre **Philoderme indien**. Je serai peut-être un peu long, tant pis pour vous, mais à titre de correctif, tant mieux pour les autres, ajouterai-je, c'est-à-dire tant mieux pour mes confrères, ces véritables enfants d'Hippocrate qui veulent soulager leurs malades et surtout les guérir. Désireux, dites-vous, de produire mes impressions personnelles au grand jour en faveur de votre nouveau procédé, qui depuis cinq ans a fait ses preuves expérimentales, et qui peut entrer haut la tête dans le domaine actuel de la thérapeutique, je vous les confie avec une telle conviction, que je suis intimement persuadé que vous-mêmes et tous les confrères qui me liront, vous en retirerez naturellement tous les fruits, parce que je veux ici étaler en plein soleil la découverte du traitement le plus convenable et le plus rationnel de l'**Acné.**

La plupart des médecins et des malades savent très-malheureusement par expérience combien est longue et difficile la cure de l'**Acné.** La rébellion antithérapeutique de cette triste maladie est devenue une véritable pierre d'achoppement pour les plus savants praticiens, et avec votre procédé, mes chers Messieurs, je guéris et je le dis! car j'ai toujours eu le courage de mes opinions, et guérir ses malades n'est pas un fait inavouable, serait-ce même à l'aide d'un moyen inconnu à l'Académie ou aux Facultés de médecine.

Au mois de septembre 1877, j'essayai de me faire le porte-voix de votre nouveau procédé, mon manuscrit fut déposé sur le bureau du grand Congrès international des sciences médicales à Genève; mais la surabondance des matières m'empêcha de le lire en public. Ce ne fut que partie remise, puisqu'aujourd'hui, sous l'influence de votre initiative personnelle, je puis en donner le résumé à tous les membres du corps médical, dans l'intérêt de leurs malades.

Sous cette dénomination d'ACNÈ, empruntée à la médecine grecque, même romanisée, les auteurs modernes ont cru, avec LORRY, WILLAN, BATEMANN, ALIBERT, BIETT, RAYER, BAUMÈS, de Lyon, devoir désigner cette maladie qui, en général, fait le désespoir des jeunes filles et des jeunes dames, sans épargner celles qui sont sur le retour de l'âge, et même le sexe fort, quoique celui-ci soit plus rarement frappé. C'est généralement vers l'âge de quinze ou seize ans que se développent dans les deux sexes les feux du visage, et cela de préférence dans les tempéraments lymphatiques, et principalement dans les pays humides.

L'acné rosacea ou couperose (altération du *gutta rosea* des Latins) nous a été signalée par les auteurs de l'antiquité ; elle naît, comme nous venons de le dire, vers l'âge de la puberté communément, pour prendre une véritable recrudescence à l'époque de l'âge critique.

Simples rougeurs au début, ponctuations ou plaques d'abord, offrant l'aspect d'un simple érythème, la maladie se caractérise peu à peu, mais de plus en plus, pour revêtir bientôt une forme inflammatoire désagréable à l'œil, et pour prendre ensuite plus tard divers modes, caractérisés successivement par la pustule, l'induration et quelquefois même par l'hypertrophie des tissus.

L'acné simple se fixe de préférence aux joues, aux épaules ; l'acné pustuleuse se pose sur le front (*acne juvenilis*), l'indurée et l'hypertrophique s'emparent du nez, ce qui a donné lieu au procédé opératoire préconisé par son inventeur, mon ami Ollier, sous la dénomination caractéristique de décortication du nez.

L'étiologie de la maladie, d'après la généralité des auteurs et mes recherches particulières, remonte d'abord à une prédisposition personnelle, au lymphatisme de l'individu, je dirai même à une finesse spéciale de système cutané et souvent à l'hérédité.

Nous trouvons l'acné rosacea chez les personnes blondes, l'indurata et la pustuleuse chez les brunes, et la forme hypertrophique n'éclate presque jamais que chez ces dernières.

La constipation, l'état sédentaire, le molumen hemorrhagicum des jeunes femmes, la pléthore abdominale, les congestions de la tête, l'influence des saisons printanières et automnales, les changements brusques de température, la réfrigération des extrémités inférieures, les appartements surchauffés par le grand nombre de personnes, les lumières ou les feux, sont autant de causes efficientes ou prédisposantes. Je ne crois pas que les affections de l'estomac, du foie ou de l'utérus puissent apporter le moindre appoint à l'étiologie ; ce sont là de véritables états pathologiques, concomitants et non déterminants. A toutes ces causes nous joindrons les excès de table, de travail sédentaire, d'aiguille ou de cabinet, les excès de boissons alcooliques, le séjour dans les endroits élevés ou sur les bords des rivières, des lacs ou de la mer, ou peu abrités contre le vent, les changements brusques de la température , etc. Quant aux diathèses, ce grand mot qui explique tout et ne guérit rien, je n'y crois pas ici : l'un vous parlera de rhumatisme ou arthritisme, l'autre d'herpétisme ; l'un ressuscitera la diathèse psorique du bon vieux temps, l'autre, la diathèse dartreuse, comme si un médecin, ne pouvant guérir, devait se payer de mots, aux dépens de la santé du patient. (Et pourtant j'ai vu des personnes rhumatisantes, ramener leurs douleurs de rhumatisme toutes les fois qu'elles ont essayé de guérir leur acné par l'emploi des anciens moyens préconisés par nos plus distingués praticiens.)

Les ressources thérapeutiques empruntées au vieil arsenal de l'art de guérir échouent le plus souvent.

Cette maladie ne faisant courir par elle-même aucun risque, si elle n'est pas perturbée par une médication intempestive, a donné naissance à cette vieille théorie des médecins prudents, se résumant dans cette phrase sacramentelle : *Ne troublons rien !*

Quelle que soit la forme de l'**Acné**, le malade n'est pas moins défiguré ; son visage, l'*os sublime* d'Ovide, devient désagréable et souvent repoussant ; les enfants, les parents, les amis n'osent plus donner le moindre baiser, la moindre caresse ; la répulsion des autres amène la tristesse du patient, que l'ennui ne tarde pas bientôt à gagner. Dans quelques cas, le médecin a su si bien lui persuader que cet état morbide était la cause de sa santé et une manière d'être qu'il fallait subir dans l'intérêt de sa vie, que le couperosé ne fait plus rien, croyant devoir vivre dans cette tristesse et cet abandon. D'autres fois, complétement désespéré de sa pénible position et de son mal, il se confie aux plus charlatanesques expédients. Quelques-uns, plus sages et plus prudents, veulent forcer la main du docteur qui les soigne ;

coûte que coûte ils veulent guérir, et font successivement sortir de l'arsenal thérapeutique tous les moyens imaginés.

Les *purgatifs*, les *dépuratifs* ne font que délabrer le malade en appauvrissant sa santé et sa bourse. Les révulsifs, même appliqués *loco dolenti*, les exutoires sont inutiles et très-fréquemment nuisibles, et toujours au moins intempestifs. Les émollients, les mucilagineux sont inertes, les lotions et les pommades irritantes dites substitutives sont dangereuses et souvent cause de métastases, de répercussions aussi fâcheuses qu'inopinées. Les hydrologues ou hydrophiles vantent à l'envi leurs eaux minérales ; chacun tour à tour cite des cures plus ou moins merveilleuses ; chez l'un les sources arsenicales feront des prodiges, chez l'autre vous trouverez les sources ferrugineuses ; chez celui-ci les sources sulfureuses, chez celui-là les sources alcalines ou même salines : vous en aurez certainement pour tous les goûts et toutes les bourses. Je ne dis pas, car il ne faut point fâcher mes chers confrères messieurs les hydrothérapeutes, que les eaux minérales bien administrées ne puissent pas servir de puissant adjuvant dans le traitement de l'**Acné**, ce serait commettre une hérésie médicale au premier chef, mais elles ne guérissent pas l'**Acné**, c'est-à-dire tant que le malade reste sous l'influence des eaux, celles-ci atténuent, amoindrissent le mal, mais une, deux, trois, quatre saisons, ne suffisent pas pour le faire disparaître.

Le régime est, sans contredit, de tous les moyens celui qui compte le plus de succès : à ce titre, nous mentionnerons la diète lactée, l'abstinence de boissons fermentées ou alcooliques, de venaisons, de nourriture échauffante ou épicée, surtout si vous joignez à cela quelques précautions hygiéniques telles que laxatifs simples (eau ou mieux lait, tiède en hiver et à la température de la chambre en été). Mais pour arriver à la guérison il faut pratiquer ce régime, y compris les lavements laxatifs, durant un temps illimité, avec une persistance telle que nous ne la rencontrons presque jamais chez nos malades, car à cette diététique il faut joindre des moyens hygiéniques nombreux et souvent difficiles à mettre en application ; non-seulement il faut lutter d'une manière persistante et continue contre l'opiniâtreté de la constipation, mais en outre éviter le froid aux pieds, le travail sédentaire captivant d'une manière assidue, fuir les réunions trop nombreuses, les écarts de régime et les repas trop copieux; se garder des changements d'air trop brusques, des temps humides et du grand air, etc., etc.

Nos contemporains ont élaboré au sujet de l'**Acné** un diagnostic très-précis au point de vue de l'anatomie pathologique. Leurs études sont frappées au bon coin du travail et pleines d'un enseignement remarquable, mais hélas ! il a fallu sacrifier au génie de l'époque, c'est-à-dire au scepticisme médical, en oubliant le malade pour la maladie. L'entité morbide devient le premier acteur, et le malade et la thérapeutique passent à l'arrière-plan. Cette négligence est la résultante forcée de toute la polypharmacie indiquée plus haut. — On a voulu considérer l'**Acné** comme une affection diathésique et instituer contre elle un traitement raisonné ou soi-disant tel; grave erreur qui a fait, je vous en prie, passez-moi l'expression, patauger le thérapeutiste bien à tort.

Qu'arrive-t-il alors? Une complication des plus inénarrables, une classification vraiment interminable où nos dermatologistes anglais et français se perdent à qui mieux mieux, enchevêtrant les diverses formes de cette affection les unes dans les autres sans pouvoir, au milieu de ce labyrinthe scientifique, retrouver le fil d'Ariane qui devait infailliblement nous ramener à la guérison de la maladie. Les dermatophiles font, disait avant moi, et avec beaucoup de justesse, notre regretté Baumès de Lyon, de la dermatologie comme Linné faisait de la botanique. « En pathologie « cutanée, la considération des formes extérieures est peu « de chose, et les considérations médicales sont tout ou « l'essentiel. »

Prenez les leçons de M. Hardy; à propos de l'acné, vous y trouvez :

1° L'acné couperose ou érythmateuse.
2° L'acné simplex ou pustuleuse.
3° L'acné indurée ou tuberculeuse.
4° L'acné hypertrophique.
} Toutes trois à forme inflammatoire.
5° L'acné ponctuée, *varus comedo* d'Alibert.
6° L'acné cornée.
7° L'acné varioliforme.
8° Le molluscum.
} Par rétention de l'humeur sébacée.

9° L'acné sébacée fluente. 10° L'acné sébacée concrète.	Par hypercrinie de l'humeur sébacée.

Certes voilà une division qui ne manque pas de précision, mais la thérapeutique est insuffisante, et la preuve, c'est qu'en employant les divers moyens préconisés par cet éminent professeur, vous ne guérissez pas — ceci est la règle; le contraire, c'est l'exception.

Aussi est-ce pour ce motif, comme vous le voyez, des plus plausibles, que j'ai rejeté de ma pratique, et cela presque d'une manière absolue, la polypharmacie indiquée avec tant de soins par tous nos dermatologistes, pour prendre votre procédé, c'est-à-dire le **Philoderme indien.** — Si j'ai eu des déboires, des illusions, des insuccès et même des accidents terribles en employant les diverses méthodes mises en avant par nos meilleurs auteurs, je puis dire bien haut, à votre honneur et à votre louange, Messieurs Mazade et Daloz, que j'ai toujours réussi grâce à votre philoderme. J'ai, par votre heureuse et bénigne composition, renversé complètement les termes de la proposition ci-dessus énoncée, c'est-à-dire que l'insuccès est devenu l'exception et la guérison la règle. Je pourrais citer, comme preuve à l'appui, un nombre fort considérable de personnes guéries par l'emploi si simple et si facile de votre précieuse préparation; mais cette énumération pourrait paraître fastidieuse au lecteur et gênante peut-être pour les personnes nommées. Sur le bureau du **Congrès de Genève** j'ai eu l'honneur de déposer une longue série d'observations, mais à titre confidentiel, c'est-à-dire les noms des personnes désignées ne devaient pas franchir l'enceinte médicale. Cette réserve étant prise, je me contente d'affirmer que votre **Philoderme indien** jouit non-seulement d'une innocuité parfaite, mais encore qu'il ne renferme rien dans sa composition qui puisse être préjudiciable à la santé, car ni *Mercure* ni *Saturne* n'ont présidé à sa confection. Forcé de respecter votre secret, je ne veux point le divulguer, mais simplement vulgariser votre produit par une reconnaissance toute personnelle. A tout bon entendeur, salut, et à vous, Messieurs, mes meilleures sympathies.

Le Docteur Francisque GARNIER.

Lyon, décembre 1878.

Pour compléter la lettre du Docteur Garnier nous ajoutons ce qui suit, emprunté à nos prospectus :

MODE D'EMPLOI

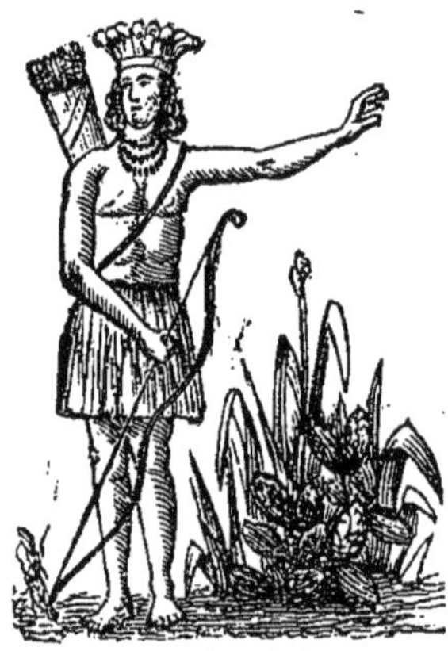

Marque de fabrique.

Agiter fortement le flacon, verser un peu du contenu dans une soucoupe, et, à l'aide d'un linge fin, faire une lotion matin et soir sur la partie malade et laisser sécher librement, sans essuyer.

Pour le traitement interne, on prendra l'avis d'un médecin, seul compétent pour la prescription des modificateurs généraux qu'il convient d'administrer.

NOTA. — *S'il survient de l'inflammation, on suspendra le traitement pendant quelques jours, on lotionnera le matin les parties malades avec de l'eau de son tiède, et le soir on les enduira avec de la pommade aux concombres ou du cérat; on continuera ainsi jusqu'à ce que l'inflammation ait disparu.*

Ensuite on reprendra l'usage du **Philoderme indien** *étendu d'eau par moitié et l'on diminuera insensiblement la quantité d'eau, de manière à la supprimer entièrement et à revenir au* **Philoderme** *pur.*

PRIX DU FLACON

5 fr. pour la France ; 6 fr. pour l'Etranger.

Toute personne indigente ou dans l'impossibilité de payer pourra obtenir un Flacon de **Philoderme indien** *en présentant un certificat d'un Médecin ou du Curé de sa paroisse.*

MAZADE et DALOZ, *Ph.*

Vente dans les principales Pharmacies de France et de l'Etranger.

Dépôts dans les principales Pharmacies de France et de l'Etranger

ABRETS (les)	DESCHAUX	Pharmacien
ALGER	LEGOUT et PEYRON	—
AMIENS	RICOUART	—
ANGERS	BAUDRY, place du Pilori	—
ANGOULÊME	ALLENET, rue de l'Arsenal, 22	—
ANNECY	PICON, rue Filaterie, 25	—
ANNONAY	VALLETTE, place Notre-Dame	—
ARRAS	GARIN	—
AUCH	FITTER	—
AUXERRE	SALLE-FREMY	—
AVIGNON	ALLARD, rue Sonnerie, 31	—
—	CHAUVET, rue des Marchands	—
BAYONNE	MOUREU frères	—
BEAUVAIS	CLEMENT	—
BESANÇON	GUICHARD frères, rue d'Anvers, 3	—
BÉZIERS	SICARD	—
BORDEAUX	FOSSE et Cie, rue Passage-St-Georges, 84.	—
BOULOGNE	JOMAIN	—
BOURGES	BATTON, rue Saint-Ambroise, 3	—
BOURGOIN	GUERIN	—
BREST	ESNAULT	—
CAHORS	VINEL	—
CALAIS	DUPUY, rue du Havre	—
CARCASSONNE	JOULIA	—
CARPENTRAS	LAVAL	—
CETTE	BADOIN, Grande-Rue, 24	—
CHALON-SUR-SAONE	BESSON, place Saint-Pierre, 8	—
CHERBOURG	POTIER	—
CHAMBÉRY	BEBERT, sous les Portiques	—
CLERMONT-FERRAND	GONOD et HUGUET, place du Terrail	—
CONSTANTINE	SCAPARONE	—
DIEPPE	GUILLARD	—
DIJON	GIRAUD père et fils	—
DUNKERQUE	LANDRON	—
GRENOBLE	VARNET, rue Condillac	—
—	VERNE, Grande-Rue, 14	—
—	CHARTROUSSE	—
LA CIOTAT	PASCAL	—
LA ROCHELLE	MARCHAIS, place du Marché	—
LE HAVRE	BELLET, rue de Paris, 55	—
LILLE	DELEZENNE, rue Royale, 4	—
LIMOGES	PAROD, rue Pennevayre, 11	—
LONS-LE-SAULNIER	BOULLIER, rue Lafayette	—
LYON	Dans toutes les pharmacies	

MACON	LACROIX	Pharmacien.
MARSEILLE	ANDRÉ et LIEUTIER, rue du Pavillon, 9.	—
—	ANGLES, rue de Rome	—
—	ICARD, cours Belsunce	—
—	LOURDEAULT, rue de Noailles, 21	—
—	MARTIN, cours Belsunce, 14	—
—	PHARMACIE CENTRALE DE FRANCE.	
—	VILLEVIEILLE, rue de Noailles	—
METZ	PHARMACIE DU LAURIER.	—
MONTAUBAN	LACAZE et ROUSSENAC	—
MONTBRISON	CHAUVE	—
MONTÉLIMAR	BRUN	—
MONTPELLIER	BELUGOU et GELY	—
MOULINS	SIFFLET	—
NANCY	MARTIN-BARBIER	—
NANTES	BARTHELEMY et JOUSSE, r. Dugommier	—
NARBONNE	BOUE	—
NEVERS	PROVOT-COMOY	—
NICE	REY	—
—	CORPORANDY	—
NIMES	GRANAUD	—
—	ROUVIERE, boulevard Saint-Antoine	—
NIORT	LIMOUSAIN	—
ORAN	BARTHÉLEMY, r. Philippe et des Jardins	—
ORLÉANS	GUENETTE, rue Bannier, 59	—
PARIS	HUGOT, rue Vieille-du-Temple, 19	—
—	PALANGIE, cité Cadet, 31	—
—	CHANDRON, rue César, 1	—
—	PHARMACIE CENTRALE, rue de Jouy, 7.	—
PAU	CAZAUX, à côté de la poste aux lettres	—
PÉRIGUEUX	PEYRET, place de la Mairie	—
PERPIGNAN	TESTORY	—
PHILIPPEVILLE	NIELLI frères	—
POITIERS	BRUMAULT	—
REIMS	SORBON, rue de Verle, 4	—
RENNES	AUBRY, rue de Montfort, 1	—
ROANNE	BERGIRON	—
—	GERBAY	—
ROCHEFORT	ROCHE père et fils	—
ROUBAIX	COILLE, Grande-Place	—
ROUEN	GASCARD-HALLEY, rue du Bac, 47	—
SAINT-ETIENNE	JACOB, rue de la Loire, 5	—
—	CHAUTIN jeune et Cie, r. Grand-Moulin	—
SAINT-MALO	GILBERT	—
TARARE	MANDET	—
TOULON	DOLLIEULLE, place Poissonnerie	—

TOULOUSE..............	PAYRARD, pharmacie du Capitole.	
TOURCOING.............	BRUNEAU, rue de Lille, 21-23...........	Pharmacien.
TROYES................	BOURGOIN............................	—
TOURS.................	VIOLLET, place de Beaune, 10..........	—
VALENCE...............	MARTIN-MAZADE, place des Clercs.....	—
VALENCIENNE..........	TONNEAU, rue de Lille, 50.............	—
VERSAILLES............	DESTREZ, pl. de la Fontaine-de-l'Hôpital.	—
VICHY.................	DESBREST, place Fontaine-de-l'Hôpital.	—
VIENNE................	VASSY et COUSTON....................	—
—	THIBON	—
VILLEFRANCHE.........	DESCROIX.............................	—
—	MEHU..................................	—
VOIRON................	ROUSSILLON...........................	—
ANVERS................	DE BUEL, longue rue Neuve, 57.........	—
BRUXELLES............	DUPUY, ancienne Pharmacie DELACRE...	—
LIÉGE.................	GILMAN...............................	—
MONS..................	SURY, rue d'Havré, 12................	—
NAMUR.................	FLAMAND..............................	—
GENÈVE................	BURKEL frères........................	—
—	J. LECOULTRE, rue de Coutance, 18....	Droguiste.
LUGANO................	FONTANA, via Conova, 203............	Pharmacien.

Deposito generale per l'Italia in Milano:

MANZONI e C., via della Sala, 14 e 16.

Deposito generale in Torino:

D. MONDO, via dell' Ospedale, 5.
J. CAPURRO, Angolo Vie Roma Caccia Reale.
A Gênes... Bruzza e Palmieri, FARMACISTI, Vico Notari, 7.

SI VENDE PRESSO I PRINCIPALI FARMACISTI E DROGHIERI.

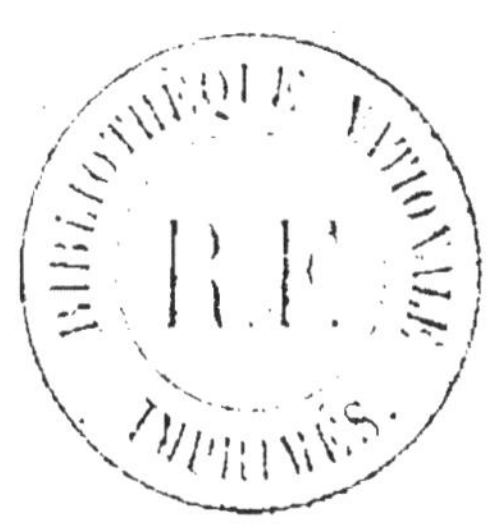

Lyon — Imprimerie, rue de Condé, 30 — J.-E. Albert.

www.ingramcontent.com/pod-product-compliance
Ingram Content Group UK Ltd.
Pitfield, Milton Keynes, MK11 3LW, UK
UKHW020458220726
13923UKWH00006B/2617

9 782019 260163